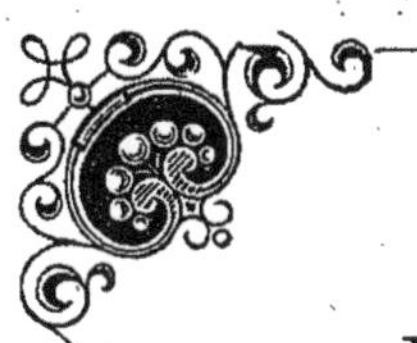
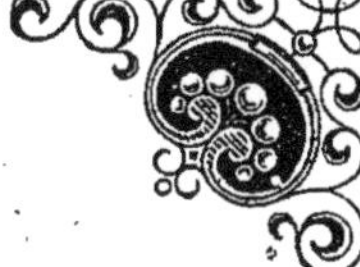

DE L'ASSOCIATION

DE LA

PEPSINE A LA DIASTASE

DANS LE TRAITEMENT DES AFFECTIONS DE L'ESTOMAC

PAR

CHASSAING

PARIS
2, AVENUE VICTORIA, 2
PLACE DE L'HÔTEL DE VILLE

1867

MODÈLE ET FORME DE LA CAPSULE

RECOUVRANT CHAQUE BOUTEILLE DE

VIN DE CHASSAING

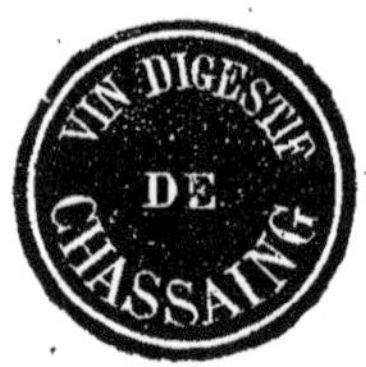

FAC-SIMILE DE LA SIGNATURE ENTOURANT LA BASE DE LA CAPSULE

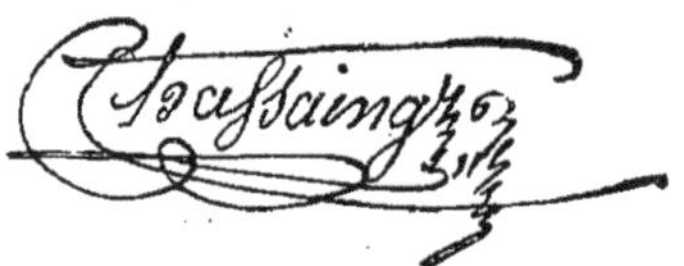

FAC-SIMILE DE L'ÉTIQUETTE APPOSÉE SUR CHAQUE BOUTEILLE

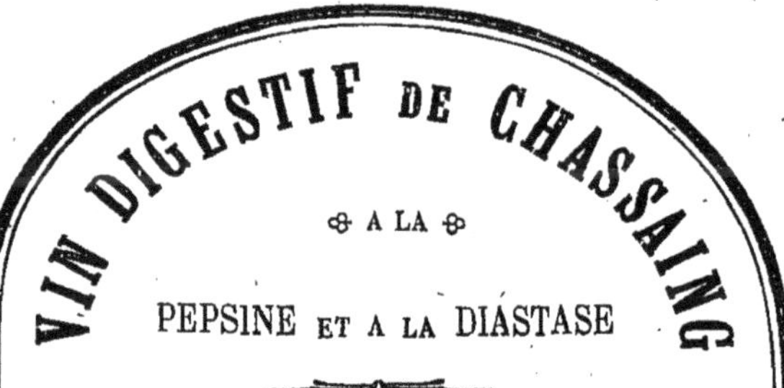

Le vin digestif de Chassaing rétablit les digestions difficiles et incomplètes, calme les douleurs gastralgiques et régularise la nutrition. Il est aussi un excellent tonique;

On en prend un ou deux verres à liqueur immédiatement après le repas.

On donne la moitié de cette dose aux enfants.

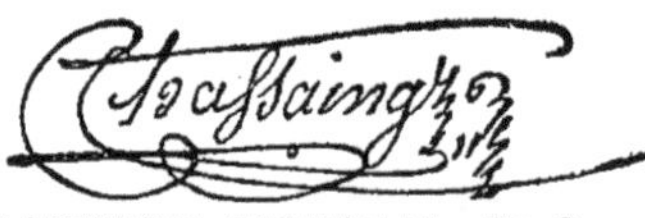

AVENUE VICTORIA, No 2

PLACE DE L'HÔTEL DE VILLE, PARIS.

Et dans les principales Pharmacies de France et de l'Étranger

PRIX de la Bouteille : 4 fr. 50

N. B. — Les flacons portent en relief le nom de l'inventeur, et les étiquettes sa signature.

La base de la capsule qui recouvre le bouchon est également scellée de la signature ci-dessus.

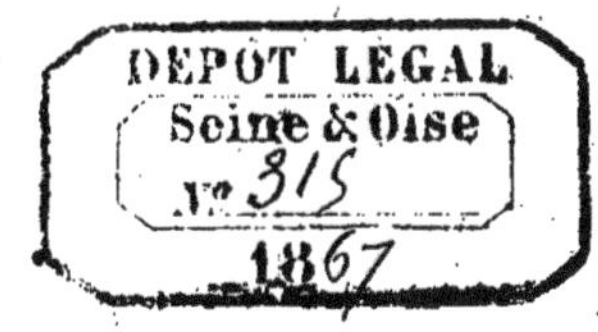

INTRODUCTION

Il y a deux sortes de famine : l'une provient de ce que le sol refuse à l'homme les aliments que ce dernier doit digérer pour vivre ; l'autre provient de ce que l'estomac, affaibli par la maladie, l'abstinence ou l'alimentation insuffisante, refuse de fournir le ferment propre à digérer. Deux hommes soumis, l'un à la première sorte de famine, l'autre à la seconde, passent exactement par les mêmes périodes, dont la première est la dyspepsie, et la dernière la consomption, et succombent également, parce que sans aliment comme sans ferment digestif, il n'y a point de nutrition possible et point de vie.

Les maladies sont pour la production du principe digestif une cause rapide de ruine, comme les intempéries sont pour le sol une cause rapide d'improduction : c'est ainsi qu'une mauvaise culture pour celui-ci, une mauvaise hygiène pour celui-là, amènent lentement les mêmes effets de famine.

Mais comment nourrir, sans lui demander de travail, l'organe qui doit digérer pour nourrir ? Il faudrait opérer sans lui la digestion, et produire les substances d'entretien à l'aide de quelque chose venu du dehors sans travail de l'estomac : ce qui revient à opérer artificiellement sans les organes vivants, et cependant, à leur profit, toute une fonction de l'économie vivante.

Eh bien ! ce problème est résolu, il est constaté par d'innombrables observations. C'est à juste titre que M. Corvisart peut s'écrier : « Cette conquête sans exemple encore en thérapeutique est consommée ! La digestion artificielle par la pepsine, à l'usage de la pratique de la médecine, et la production des éléments nutritifs sans l'estomac vivant, ne sont pas plus un mythe insaisissable et une utopie ridicule, que ne l'est la fécondation artificielle des œufs de poisson dans la pisciculture. »

D. CORVISART.

DE LA PEPSINE ET DE SON EMPLOI

DANS LES FONCTIONS DIGESTIVES

La pepsine a été introduite dans la thérapeutique par le docteur Corvisart, en 1854.

L'importance que prend depuis quelques années ce nouveau médicament m'engage à en faire l'historique.

Cette substance, qui est le principe actif des sucs gastriques, se trouve dans les glandes de l'estomac des animaux vertébrés.

Schwan est le premier qui, en 1834, ait signalé la pepsine dans les sucs gastriques, et l'ait extraite à l'état pur.

Les expériences multipliées les plus rigoureuses ont fixé le rôle de la pepsine en physiologie, et démontré que c'est à elle que le suc gastrique doit ses propriétés digestives.

Les observations particulières et détaillées d'un grand nombre de médecins, tous éloignés les uns des autres, mais tous également estimés, sont unanimes pour confirmer les observations faites avant eux par le docteur Corvisart.

En 1854, M. Rillet, de Genève, dans un travail publié dans la revue de thérapeutique, de médecine et de chirurgie, de M. Martin Lauger, intitulé : *Remarques sur l'Apepsie et la Dyspepsie*, constata les bons effets de la pepsine, et il concluait qu'elle pouvait et devait être essayée dans tous les cas où l'estomac fonctionne mal.

En 1855, le docteur L. Fleury, dans sa clinique hydrothérapique, rapportait plusieurs cas heureux de l'emploi de la pepsine. M. Desmartis, de Bordeaux, recommandait son usage dans la chlorose. M. Dechambre (*Gaz. hebd.*, tome XI, page 546), publia des cas de guérisons heureuses qu'il avait obtenues à l'aide de la pepsine, et M. Debout (*Bulletin de thérapeutique*, tome XLIX, page 513), la conseillait pour combattre la diarrhée des enfants en bas âge.

En 1856, M. L. Corvisart reçut une récompense de l'Institut pour avoir prouvé par des expériences physiologiques et cliniques, l'utilité de la pepsine. Bientôt, MM. Carlo Tosi, Strambio, constataient les excellents effets de la pepsine, et la conseillaient dans tous les cas où la digestion était troublée dans sa fonction.

En 1857, M. Ed. Ballard, médecin de l'hôpital St-Georges (Angleterre), après avoir employé la pepsine, publiait ses résultats et disait « qu'il croyait de son devoir de porter les résultats qu'il avait obtenus à la connaissance de la profession, en Angleterre, car ils promettaient à l'avenir de diminuer largement la mortalité dans un grand nombre de maladies. »

A la même époque, un autre médecin anglais, Nilson, constata les bons effets de la pepsine liquide, et rapporta vingt-trois observations où ce médicament avait prouvé son utilité (*Britisch med., Journ.*, 14-24 février, 14 mars 1857. Enfin, MM. T. K. Chambon, docteur Tood, docteur Protheroé Schmit, James Roos, d'Édimbourg; Williams Moore, de Dublin, dans des publications succinctes insérées dans divers journaux anglais, confirmaient les faits avancés par M. Corvisart.

En 1858, M. L. Gros obtint d'excellents effets de l'usage de la pepsine dans le traitement des vomissements opiniâtres de la grossesse, ainsi que Corvisart en avait rapporté des exemples qui l'avaient conduit à poser les règles à suivre en pareil cas.

M. Barthez, chez les enfants atteints de lienterie (apepsie), dont les aliments, passant à travers l'estomac et l'intestin, se présentaient indigérés dans les selles, avait donné de la pepsine. Dès le lendemain on ne pouvait plus retrouver ainsi ces aliments, leur digestion avait été complète, et bientôt ces malades, sans autres médicaments, avaient guéri d'une affection longue et rebelle.

M. Fricaud, de Némours, chez un malade qui, trois heures

après le repas, avait des vomissements où les aliments étaient indigérés, donna la pepsine et fit vomir trois heures après. Les aliments furent vomis, mais ils étaient digérés.

En 1862, le docteur Nonat, dans son traité des dyspepsies, M. Bayard, dans le traité pratique des maladies de l'estomac, et M. le docteur Fonsagrive (*Hygiène alimentaire des Malades, des Convalescents*, Paris, 1861, page 266), faisaient le plus grand éloge de la pepsine, et ce dernier confrère disait : « Il n'est pas aujourd'hui de médecin qui ne lui ait dû des succès. »

« Sous l'influence de quelques jours de traitement par la » pepsine, des dyspepsies rebelles avaient disparu, et les sé- » crétions s'étaient rétablies *(docteur Roubaud)*. »

Bientôt elle fut demandée par un grand nombre de médecins des hôpitaux, dont la conviction s'était faite dans la pratique civile, et admise pour les établissements de l'Assistance publique.

La pepsine est indiquée : 1° dans les cas où, l'estomac étant altéré dans sa sécrétion, les digestions sont laborieuses, imparfaites, ou impossibles, c'est-à-dire, dans la dyspepsie, la gastralgie, dans les convalescences où les maladies débilitantes, fièvres typhoïdes, etc.

2° Lorsqu'on n'ose pas alimenter les malades, ou lorsque les aliments provoquent les vomissements, la diarrhée, etc.

3° Comme dans toutes les maladies longues, où l'alimentation n'étant pas à l'état normal, amène l'amaigrissement, la débilité, la consommation de la substance même du corps par une sorte d'autophagie épuisante.

Nous ajouterons que la rapidité d'action de la pepsine, dans les cas appropriés, est si grande, qu'elle fournit un excellent moyen de diagnostic. Employée dans une de ces sortes d'affections, au hasard, en trois ou quatre jours, si elle réussit, du même coup elle commence à guérir, et montre que le suc gastrique faisait défaut ; si elle échoue, ce court espace de temps, chose précieuse, a été suffisant, et le médecin doit chercher ailleurs que dans la sécrétion gastrique, la cause et la cure de la dypspepsie ; avantage considérable, qui, dès le début, épargne bien des tâtonnements.

Enfin, pour terminer ces citations, je reproduis textuellement les paroles du savant et regretté Réveil.

« La pepsine est pour moi une des substances les plus hé-

» roïques de la matière médicale, qui doit être placée par son » importance sur le même rang que l'opium, le fer, et le quinquina. »

Si les expériences que je viens de citer démontrent que, s'il faut pour la digestion un suc gastrique spécial; que, sous son influence, et lorsqu'il est en assez grande quantité dans l'estomac, les aliments sont toujours assimilables, et que c'est par là *surtout* qu'ils sont transformés en nutriment; on doit, à plus forte raison, à l'aide de la pepsine, administrée artificiellement, faire digérer et nourrir ceux dont l'estomac, par un vice de sécrétion, est privé de cet agent digestif.

D'ailleurs, les observations qui précèdent et celles qui suivent démontreront mieux que nous ne pourrions le dire, les avantages que l'on peut retirer de ce médicament lorsqu'il est *pur*, bien préparé, et qu'il n'a pas été, chose excessivement importante, *altéré par le contact de l'air*, ou *par l'humidité;* et si jusqu'ici je n'ai parlé que de l'emploi unique de la pepsine, et non **du vin et du sirop digestifs de Chassaing à la pepsine et à la diastase**, c'est que j'ai tenu à établir d'une manière rigoureuse le rôle que jouent séparément ces deux ferments digestifs. L'un, la pepsine agit spécialement sur les aliments azotés, viande, graisse, etc.; l'autre, la diastase, sur les substances alimentaires amylacées ou féculentes; et afin de ne pas dévier de la ligne que je me suis tracée, je commencerai par indiquer quelques observations faites avec la pepsine seule, par un grand nombre de médecins, me réservant de traiter dans la seconde partie de ce travail, les avantages bien autrement sérieux que le médecin peut obtenir en administrant dans un même excipient *les deux* ferments réunis, **diastase et pepsine**.

OBSERVATION I

(Communiquée par M. le docteur A. Longet, membre de l'Académie de médecine.)

Fièvre typhoïde grave; au vingt-quatrième jour, la malade ne peut encore supporter aucune nourriture, même la plus légère. Usage de la pepsine, *aussitôt digestion facile. Retour des accidents : douleurs vives d'estomac, diarrhée dès qu'on suspend par contre-épreuve le médicament. — Après dix jours de ce traitement, la malade peut digérer parfaitement, sans secours étranger.* — Mademoiselle ***, âgée de quinze ans, élève de la maison impériale d'Écouen, arrivée au vingt-quatrième jour d'une affection typhoïde grave, se trouvait, quoique convalescente, dans un état de débilité d'autant plus inquiétant, qu'elle ne pouvait supporter aucune nourriture, même la plus légère. Je lui fis prendre de la pepsine. Dès la première fois qu'une demi-prise lui fut administrée dans un potage au tapioka, celui-ci passa si librement, qu'un second, dans les mêmes conditions, fut donné à la malade trois heures après le premier et, comme lui, fut digéré sans fatigue.

Le second jour, il en fut de même de trois autres potages et d'un œuf à la coque.

Le troisième jour, *avec intention*, on négligea d'ajouter la demi-prise de pepsine au premier potage du matin, qui détermina de vives douleurs d'estomac et d'entrailles, puis une selle liquide.

Au contraire, les deux autres qui furent administrés dans la même journée et qui contenaient chacun une demi-prise de pepsine, donnèrent lieu à une digestion complète et facile.

Le quatrième jour de l'administration de la pepsine, la malade mangea des potages et du poulet.

Depuis lors, une nourriture de plus en plus substantielle put être mise en usage; mais chaque fois que, volontairement, la prise était supprimée pour un repas, la digestion de ce repas était plus ou moins pénible. Cet état de choses dura dix jours, après lesquels les digestions redevinrent normales.

Pendant ce laps de temps, il y eut ordinairement une constipation assez prononcée, qui, du reste, céda aux moyens les plus simples.

OBSERVATION II

(Recueillie par M. le docteur Berthelot, médecin à Paris.)

Mademoiselle B... éprouve depuis un an de la pesanteur à l'estomac et une grande difficulté à digérer surtout le repas du soir; cet état continuant malgré une médication variée, je lui fais prendre une prise de pepsine à chaque repas du soir. A partir de ce moment, elle digère beaucoup mieux. Aussitôt qu'elle cesse l'usage de la pepsine, et un grand nombre de fois j'en ai fait l'essai, elle digère beaucoup moins bien, et les douleurs épigastriques reparaissent aussitôt. Toujours la reprise de la préparation pepsique rend la digestion indolente et facile.

OBSERVATION III

(Recueillie par M. le docteur Parisse, professeur à l'École de médecine de Lille.)

Il s'agissait d'une jeune femme, de constitution très-faible, mal réglée, et soumise à l'usage des préparations ferrugineuses depuis longtemps, lorsqu'elle devint enceinte pour la première fois. Je ne faisais alors que soupçonner son état de grossesse.

Les troubles du côté de l'estomac devinrent si inquiétants, que j'eus recours à la pepsine.

Elle en fit usage pendant douze ou quinze jours.

Dès le premier jour, la digestion se fit beaucoup mieux; il en fut de même les jours suivants, et bientôt elle put digérer sans ce moyen.

Il importe de remarquer que la grossesse arrivait au quatrième mois; peut-être faut-il attribuer aux modifications que subit l'utérus vers cette époque, le changement survenu dans la digestion? Cependant je ne doute pas que le médicament n'ait eu une véritable utilité.

OBSERVATION IV

(Communiquée par M. le docteur Huet, médecin-adjoint de la maison impériale de la Légion-d'Honneur à Écouen.)

Gastralgie datant de plusieurs années, résistant aux antiphlogistiques, aux amers, aux ferrugineux, aux antispasmodiques; usage de la pepsine. — *Digestion aussitôt bonne, suspension volontaire des prises pendant quatre jours. — Réapparition de tous les symptômes. — Retour* à la pepsine *pendant douze jours. Nouvelle disparition du mal. — On peut cesser désormais le médicament vingt-sept jours, et, pendant ce temps, aucun accident ne reparaissant, la guérison est confirmée.* — Madame Masc..., âgée de cinquante ans, a depuis bien des années déjà une gastralgie caractérisée par de la pesanteur, du gonflement épigastrique, surtout après les repas; par une douleur quelquefois très-vive à cette région, des rapports acides et âcres, enfin par uue constipation opiniâtre.

Cette dame a été longtemps traitée pour une gastrite, aussi ne lui a-t-on épargné ni les saignées générales ni les sangsues à l'épigastre.

Depuis que je donne des soins à madame Masc..., j'ai employé les amers, les ferrugineux, les antispasmodiques, et une hygiène appropriée à la nature du mal ; mais sans grand succès.

Le 22 août, je lui ordonne deux prises de pepsine dans la journée, une prise au commencement de chaque repas.

Le 23, je revois la malade, elle me dit qu'elle a moins souffert, que les digestions ont été plus faciles, que la pesanteur a été moindre.

Je lui recommande de continuer les prises quatre jours encore, puis de les supprimer, voulant m'assurer par là que le mieux qu'éprouve déjà la malade est bien dû à la pepsine.

Du 23 au 26, madame Masc... a pris deux prises par jour, et pendant ce laps de temps les digestions ont été faciles, la malade n'éprouve ni pesanteur à l'épigastre ni rapports acides.

Du 26 au 5 septembre, madame Masc... ne prend pas de pepsine.

Je la revois le 2 septembre ; elle me dit qu'elle souffrait encore, que les digestions ne se faisaient plus, que la douleur épigastrique avait reparu, la malade demande que je lui prescrive la pepsine comme auparavant.

Le 6 septembre, madame Masc... recommence les prises et en use six jours de suite. Le 13, madame Masc... ne souffrait plus, digérait bien, et allait beaucoup mieux à la garde-robe. A partir de ce moment, les digestions se firent toujours bien, les souffrances ne reparurent plus, la santé redevint parfaite. Aujourd'hui, 5 octobre, je le constate de nouveau.

OBSERVATION V

(Recueillie par M. le Docteur O. Landry, ex-interne des hôpitaux.)

Dyspepsie. — Digestion laborieuse, gonflement, renvois, douleurs, perte d'appétit. — Consécutivement chlorose. — Insuccès de la magnésie calcinée, du fer. — Usage de la pepsine. — *Dès les premiers repas digestions bonnes.* — Jeune fille de campagne, âgée de vingt ans, d'un tempérament lymphatique, contractant facilement des affections épidémiques. Depuis un an elle habite Paris ; toujours elle a été passablement nourrie dans sa famille, mais mangeait rarement de la viande ; aussi, dès les premiers mois de son séjour chez moi, où elle est domestique, elle prit de l'embonpoint et des couleurs.

A la suite d'un embarras gastro-intestinal fébrile de quelques jours de durée, ses digestions devinrent languissantes ; il survint, après chaque repas, du gonflement épigastrique, une sensation d'étouffements, des renvois, des douleurs gastralgiques ; l'appétit s'affaiblit, puis apparurent les symptômes de la chlorose. Une toux nerveuse, sèche, fatigante, continuelle, prenait la malade quand elle était debout et disparaissait la nuit.

L'administration de la magnésie calcinée après les repas, de l'eau ferrée, n'amenèrent pas un grand résultat, la dyspepsie paraissait tout dominer. J'essayai alors la pepsine; douze doses furent données, une à chaque repas. Dès la première, la digestion eut lieu sans douleur, et l'administration des onze autres fut suivie du même résultat. *L'appétit était revenu*; le médicament, les digestions étant bonnes, fut cessé, et je remis alors la malade à l'eau ferrée et à la magnésie calcinée, qui, auparavant, n'avaient point eu de succès. Les digestions continuèrent à se bien faire, l'appétit continua, la toux cessa, et la santé se rétablit complétement.

OBSERVATION VI

(Recueillie par M. le docteur Berthelot, médecin à Paris.)

M. P., âgé de trente-six ans, d'un tempérament bilioso-nerveux, grand fumeur, était depuis deux ans fatigué par de pénibles digestions, et vomissait presque tous les jours après son dîner.

Une nourriture plus légère, plus de modération dans l'usage du tabac, lui furent prescrites, mais n'améliorèrent en rien les digestions.

Je lui prescrivis alors de prendre au déjeuner et au dîner une prise de pepsine dans la première cuillerée de soupe ou de potage. Pendant dix jours que ce traitement fut suivi, M. P. digéra mieux et les vomissements disparurent; puis le traitement fut interrompu. Quinze jours après l'interruption des prises, M. P. vint me remercier; il m'assura qu'il se trouvait très-bien, ne vomissait plus, et digérait parfaitement.

OBSERVATION VII (1)

(Recueillie par le docteur A. Godart, membre corresp. de l'Acad. de méd.)

Mademoiselle E..., sous-maîtresse de pension, âgée de trente ans, vint me consulter le 7 janvier 1854; elle se plaignait de douleurs d'estomac qui augmentaient peu par la pression. Loin d'avoir de l'appétit, elle éprouvait de l'éloignement pour toute nourriture, dont la digestion était douloureuse, surtout pour le repas du soir; elle dormait mal pendant la nuit, éprouvait souvent des spasmes, de l'oppression; elle ne pouvait remplir que péniblement ses fonctions.

Je prescris une *prise de pepsine* au commencement du dîner, et matin et soir une pilule d'extrait d'aconit et de datura stramonium;

(1) Obs. XII du *Moniteur des Hôpitaux.*

mais le pharmacien ayant recommandé à la malade de bien prendre garde à ces substances, de n'en pas prendre plus que la dose prescrite, que ces médicaments étaient actifs et dangereux, elle fut effrayée et n'en prit pas du tout. Elle se contenta de prendre la *pepsine*, qu'elle continua pendant vingt-quatre jours ; et, aujourd'hui, 23 février, elle me dit que dès le second jour elle s'est trouvée mieux, que de ce moment ses digestions se sont rétablies, que l'appétit est revenu, qu'après quelques jours les spasmes, les étouffements se sont dissipés, que les nuits sont devenues bonnes, et que, depuis le commencement du mois qu'elle a cessé la pepsine, elle a continué à aller assez bien, que cependant *l'appétit n'est plus aussi vif que pendant qu'elle en faisait usage.*

OBSERVATION VIII

(Recueillie par M. le docteur Huet.)

Dyspepsie. — Usage de la pepsine. — *Aussitôt les digestions sont bonnes. — La malade cesse l'usage du médicament. — Il revient du malaise.* — Madame Ap., d'Ecouen, âgée de trente-huit ans, bien portante habituellement, a, depuis quelque temps, des digestions difficiles.

Cette dame, après chaque repas, éprouve de la chaleur, de la pesanteur, et une sensation de barre à l'estomac.

Je lui conseille, le 6 septembre, l'usage de la poudre de pepsine. Pendant deux jours elle en prend, mais une prise seulement et au principal repas. Les digestions sont rendues plus faciles. Du 9 au 16, pendant sept jours, madame Ap... prend deux prises, l'une à déjeuner, l'autre à dîner. Pendant tout ce temps la malade digère bien, n'éprouve plus cette chaleur et cette pesanteur après chaque repas.

Du 6 septembre au 5 octobre, madame A.. a cessé le médicament. Pendant ce temps, elle a éprouvé un certain malaise après ses repas. Aussi le 5 octobre, je l'engage à reprendre quelques prises.

OBSERVATION IX

(Recueillie par M. le docteur Berthelot.)

Madame Maillard, âgée d'environ quarante-cinq ans, d'une bonne constitution perdit, en 1849, son mari d'une attaque violente de choléra. En 1854, dans les premiers jours de juillet, elle donna des soins à une de ses voisines qui mourut aussi très-rapidement de la même maladie. Madame Maillard en fut tellement impressionnée que, quelques jours après, elle fut prise elle-même de coliques, de diarrhée et de vomissements jaunâtres sans crampes ni refroidissement. Au bout de sept ou huit jours, tous ces accidents avaient cessé et la faim se faisait sentir vivement; on donna du bouillon léger et il passa bien, mais au premier potage, la diarrhée et les coliques revinrent sans vomissement.

Diète sévère, tisane de riz très-légère, adoucie avec du sirop de ratanhia, matin et soir, demi-lavement d'eau de son, d'amidon et de tête de pavot.

Après trois jours de ce traitement, la malade n'éprouvant plus rien, on lui donna de très-légers potages au tapioka; aussitôt les coliques et la diarrhée reparurent; même régime qu'avant, et les accidents cessent de nouveau; on revient encore aux légers potages, qui sont supportés pendant deux ou trois jours, puis, pour la troisième fois, les coliques et la diarrhée reviennent avec une tenacité incroyable.

Malgré ces accidents, je fis continuer les potages, trois par jour, *mais en mettant*, dans la première cuillerée de chaque, 1 *gramme de pepsine*, la digestion s'exécuta bien sans coliques ni diarrhée. On continua cette poudre pendant quinze jours de suite, 3 grammes par jour à chaque repas : chaque jour on augmenta la quantité et la variété de la nourriture; au bout de ce temps, madame Maillard pouvait manger toutes sortes d'aliments, sans avoir rien éprouvé depuis cette époque jusqu'à ce jour (8 novembre 1854).

OBSERVATION X (1)

(Recueillie par M. le docteur Boulu, médecin p. quar. de l'Empereur.)

Madame X., âgée de vingt ans, d'une constitution faible, eut, il y a deux ans, une fièvre typhoïde, qui dura quarante jours, avec des symptômes graves.

La malade ayant eu l'imprudence, alors qu'elle n'était qu'à peine convalescente, de manger sept crèpes, eut une violente indigestion ; les symptômes de la fièvre thyphoïde reparurent, et cette deuxième affection dura également quarante jours, pendant lesquels elle eut des hémorragies intestinales inquiétantes, qui cédèrent cependant aux boissons sulfuriques et à l'usage du ratanhia.

Depuis cette époque, le bon état des voies digestives ne reparut point, et les forces faiblirent; la malade eut toujours un appétit languissant, des tiraillements d'estomac, des douleurs plus vives et des gonflements après les repas, très-souvent des vomissements, du malaise,

(1) Obs. IX du *Mon. des Hôp.*

de l'angoisse après diner; tantôt de la constipation, tantôt de la diarrhée; la jeune malade resta maigre et décolorée.

Du quassia, puis du bismuth, le matin à jeun, l'eau de Vichy (un verre avec du vin par repas) n'amendèrent que légèrement cet état.

Au mois de mars, je lui prescrivis une *pilule* avec la pepsine à chaque repas, et je la fis manger beaucoup plus; elle suivit cette prescription vingt-cinq jours de suite; dès les premières, les douleurs d'estomac disparurent, *l'appétit se releva*, la diarrhée cessa, les digestions furent parfaites et profitèrent, car la jeune personne reprit rapidement un air de santé. Malgré la cessation du médicament, elle se trouva parfaitement bien portante du côté des voies digestives pendant un mois ou six semaines. Des circonstances indépendantes de ma volonté empêchèrent que la malade reprît la pepsine.

Aujourd'hui, huit mois après ce traitement passager, la malade est de rechef prise de maux d'estomac, de difficultés dans les digestions; mais elle a conservé bien plus d'appétit qu'avant les poudres et ne vomit plus.

Son état, d'ailleurs, est tout à fait différent de ce qu'il était avant le traitement; quoiqu'elle souffre, elle n'a plus l'air maladif, les forces sont revenus ainsi que l'embonpoint.

OBSERVATION XI

(Recueillie par M. le doteur Berthelot.)

Mademoiselle A. de S.., âgée de quinze ans environ, bien réglée, pensionnaire au couvent de l'Abbaye-aux-Bois, éprouva, pendant l'été de 1853, des pesanteurs d'estomac, de l'étouffement, de la plénitude et des douleurs vives dans la région épigastrique aussitôt après le repas; elles ne cessaient que cinq ou six heures après, lorsque la digestion était faite. Un régime doux, de l'eau de Vichy après les repas, des cataplasmes la nuit sur le creux de l'estomac, amenèrent du soulagement, mais non la guérison. Je lui conseillai de retourner dans sa famille, près d'Evreux, où les soins d'intérieur, l'exercice en bon air, une nourriture bonne, mais légère, firent à peu près disparaître les difficultés de la digestion. Au mois de novembre 1853, elle revint au pensionnat, la digestion se fit bien pendant tout l'hiver; mais, au printemps, les douleurs épigastriques reparurent de nouveau et si intenses, pendant la digestion, que la malade ne pouvait presque plus manger, tant elle les redoutait. On recommença le traitement de l'année précédente, mais sans aucun succès; alors, je lui fis prendre trois soupes ou potages seulement avec un gramme de poudre de pepsine dans chaque, pendant huit jours; la malade digéra mieux et souffrit moins après ses repas; puis, d'elle-même, elle cessa brusquement l'usage de la pepsine, ses douleurs épigastriques revinrent, après les repas, comme auparavant. Je lui fis reprendre la pepsine pendant vingt jours de suite, peu à peu les douleurs disparurent complétement, la digestion se fit très-bien et, depuis ce temps-là (*cinq ou six mois*), mademoiselle A. de S... boit, mange et digère bien, sans aucune douleur.

OBSERVATION XII

Mademoiselle C. de S., âgée de vingt et un ans, sœur de la précédente, habitant la campagne, près d'Évreux, au sein de sa famille, fut prise, pendant l'été de 1854, de la même maladie que sa sœur; les médications mises en usage, à la campagne, n'ayant produit aucun effet, on me réclama des poudres pepsiques.

La malade en prit chaque jour 2 grammes, aux repas pendant dix jours, et s'en trouva bien ; elle en réclama 20 autres semblables, elle les consomma en dix jours, comme les précédentes. Elle fut parfaitement guérie, comme sa sœur, et aujourd'hui (5 novembre), la maladie n'a pas reparu *après trois mois* de guérison.

OBSERVATION XIII

(Recueillie par M. le docteur A. Godart. Obs. XI du *Mon. des Hôp.*)

Mademoiselle M... maîtresse de pension, âgée de quarante-huit ans, est, depuis plus *de quinze ans*, affectée d'une névrose de l'estomac, qui pendant longtemps a fait craindre une affection organique. Des cautères sur la région épigastrique, des antispasmodiques, des narcotiques, des astringents de toute nature, ont depuis longtemps déjà triomphé des accidents graves de cette maladie ; mais Mlle M..., est toujours d'une santé chancelante, surtout pendant les mauvaises saisons ; les digestions deviennent alors pénibles, difficiles, et la région épigastrique devient douloureuse.

On combat alors ces accidents par des laxatifs doux, des prises de sous-nitrate de bismuth, soit seul, soit associé à quelque préparation narcotique ou antispasmodique, et, après huit ou dix jours, mademoiselle M... est revenue à son état normal.

Le 9 janvier dernier, mademoiselle M... était fort souffrante, elle ne pouvait plus manger, le peu d'aliments qu'elle introduisait dans l'estomac y déterminaient des douleurs qui duraient plusieurs heures jusqu'à la fin de la digestion, qui souvent était suivie de plusieurs garde-robes liquides. Le 8, elle commence l'usage de la pepsine. Dès le premier jour, elle mange davantage et digère sans douleur. Elle en a pris dix-huit prises, et, sans autre médication, elle a été ramenée à son état de santé ordinaire.

Aujourd'hui, 5 déc., depuis *un an*, mademoiselle M... *n'a plus cessé* de bien digérer.

OBSERVATION XIV

(Recueillie par M. le docteur Berthelot.)

Madame Saint-François de Salles, âgée d'environ trente-quatre ans, m'avait consulté plusieurs fois, pour des maux d'estomac dont elle souffrait depuis longtemps, après le repas, pendant le temps de la digestion. Souvent je les avais calmés par un régime doux, des cataplasmes sur la région épigastrique: une fois avec des sangsues et une autre fois avec un vésicatoire au creux de l'estomac, entretenu pendant huit ou dix jours. Pendant ces divers traitements on condamnait la malade au repos et à une nourriture très-douce. Mais quand cette dame reprenait, au couvent, ses occupations habituelles (musique vocale et instrumentale), les douleurs d'estomac et les difficultés de digestion redevenaient peu à peu très-douloureuses. Depuis *deux ans* environ, elle ne pouvait plus manger de viande, de poisson, etc.; elle ne vivait plus que de soupes, de potages, de pain avec des confitures et souvent de pain sec, il passait moins mal. La digestion de cette faible nourriture se faisait très-mal et occasionnait des douleurs incessantes après avoir été ingérée.

A la fin de juillet 1854, madame S... prit un gramme de pepsine à chaque repas pendant 10 jours. Elle s'en trouva bien, digéra mieux et souffrit moins. Elle cessa pendant quelque temps, dans le mois d'août, à cause des travaux du pensionnat, avant les vacances.

Au 1er septembre, madame S... libre de tous travaux et de toutes fatigues, reprit l'usage de la pepsine à la dose de 1 gramme au commencement du déjeuner et du dîner; elle continua tout le mois de septembre; peu à peu ses douleurs d'estomac diminuèrent, disparurent à tel point que dans la dernière quinzaine de septembre, elle pouvait manger et digérer toutes sortes d'aliments et même de la viande. Depuis lors elle continue à bien digérer.

En cessant mes visites, on m'a prévenu que si les douleurs et les difficultés de digestion revenaient on m'avertirait aussitôt. Depuis ce temps, je sais que la malade va bien (15 novembre 1854).

OBSERVATION XV

(Communiquée par le docteur Vernois, médecin consultant de l'Empereur et des hôpitaux.)

Mademoiselle X... demeurant rue de la Michodière, âgée de dix-neuf ans, d'un tempérament lymphatique, a depuis longtemps une gastralgie caractérisée par de la pesanteur à l'estomac, du gonflement du ventre, du malaise après le repas, et, depuis dix à douze jours, des douleurs vives à la région épigastrique. Bien des remèdes n'ont pu soulager la malade.

La malade prend, pendant douze jours de suite, une dose de pepsine à chaque repas, sans autre médicament.

Les trois premiers jours, disparition immédiate des douleurs; digestions faciles de viandes et de légumes.

Les trois premiers jours, *les règles apparaissent;* cette époque est toujours mauvaise pour la malade, à cause du trouble général qu'elle porte dans sa santé.

Pendant les quatre jours qu'elles coulent, le remède n'a plus aucun effet; retour des douleurs d'estomac.

Les cinq jours qui suivent, le bon effet reparaît.

Le treizième jour, la malade, se croyant guérie, ou du moins suffisamment soulagée, suspend l'emploi du remède.

OBSERVATION XVI

(Recueillie par M. le docteur A Godart. Obs. I du *Mon. des Hôp.*)

Dyspepsie depuis quatre mois chez une jeune femme. — Pesanteur épigastrique, renvois, nausées, céphalalgie, alimentation restreinte. — Depuis deux mois vomissements presque à chaque repas. — Taches d'érythème fugaces à la face, d'éphélides au cou et à la poitrine.— L'usage du bismuth et de la morphine n'arrête que les seuls vomissements. — Usage des préparations pepsiques. — *Digestions faciles dès le premier jour, et suppression du vomissement sans bismuth ni morphine. — Suppression des taches de la face le troisième, des éphélides le quinzième jour. — Quelques accidents reparaissent les deux fois que la malade omet de prendre le médicament.* — Ce dernier laisse également reparaître les accidents pendant une grossesse d'un mois. — *Après une fausse couche qui a lieu, il reprend son effet en entier, et la malade guérit.*

Madame Th.., Mar..., âgée de vingt et un ans, bien portante habituellement, après être venue à Paris plusieurs fois et y avoir fait des séjours, est venue s'y fixer depuis quelques mois.

Depuis son arrivée, ses digestions sont constamment mauvaises; chaque repas, principalement celui du soir, est suivi d'angoisse, d'une pesanteur considérable à la région épigastrique, de sentiment de plénitude, de renvois et nausées. Il y a alors, en même temps une céphalalgie assez intense. Les aliments sont pris en petite quantité: ce ne sont pas quelques aliments en particulier qui provoquent ces symptômes, tous, en général, ont à peu près le même effet, principalement dès que la malade veut augmenter un peu sa nourriture. Ces symptômes persistent deux, trois ou quatre heures après les repas. Il y a tendance à la constipation. Toutes les fonctions menstruelles ou autres sont dans un état à peu près complet d'intégrité.

L'eau de Seltz est impuissante à combattre ces accidents.

Depuis deux mois et demi, ces symptômes se sont accrus; de plus, à la suite du repas du soir, la face, et principalement le front, le menton et le nez se couvrent de petites plaques érythémateuses fort visibles, quoique ne durant pas plus de quelques heures; le cou et la poitrine se sont couverts de taches d'éphélides persistantes et très-caractérisées. Depuis ces deux mois, il n'arrive pas, de deux jours l'un, que la malade ne vomisse tout ou partie de son repas, une demi-heure, une heure après l'avoir pris, quelquefois moins encore.

Je fis cesser les vomissements, mais eux seuls, chaque fois que je fis faire usage à la malade de la poudre suivante :

Pr. Sous-nitrate de bismuth...... 0, 50
Hydrochlorate de morphine.. 0, 005

avant le repas; mais les éphélides, et surtout les taches érythémateuses de la face, ainsi que les digestions laborieuses, persistaient avec la même intensité, quoique les repas fussent très-modérés. Dans les derniers jours de novembre, ce dernier traitement étant en usage depuis trois semaines environ, je prescrivis une dose de pepsine, à chaque repas.

Dès la première, la malade mangea davantage, ne vomit point, elle ressentit moins de douleur à l'estomac, la céphalalgie fut très-faible; à la troisième (dîner du lendemain), la malade n'eut plus aucune rougeur érythémateuse à la face. A partir de ce moment, je pus supprimer le sous-nitrate de bismuth et la morphine sans que les vomissements revinssent.

Peu à peu, les digestions laborieuses devinrent faciles; au bout d'une semaine, la malade avait bien doublé indistinctement la quantité de ses aliments. Voyant ce mieux complétement confirmé, je diminuai la dose de pepsine; mais un repas ayant eu lieu sans que la malade en eût pris, elle vomit son déjeuner et conserva plusieurs heures de malaise. Dès lors la malade, d'elle-même, reprit la pepsine matin et soir; quelquefois même, tant le remède qu'elle repoussait au début lui avait donné confiance, elle en augmentait elle-même la dose, surtout quand elle avait un repas plus copieux à faire.

Au bout de quinze jours, les éphélides avaient complètement disparu au cou et sur la poitrine.

Le 18 décembre, la malade ne prit point de pepsine; elle vomit, et, le soir, en ayant pris un peu, elle eut de la pesanteur à l'estomac et une ou deux plaques érythémateuses à la face.

Une grossesse étant survenue, la malade, *pendant un mois, vomit souvent et malgré l'emploi de la cuillerée,* ce qui la désola.

Une fausse couche d'un mois survint; la pepsine reprit ses propriétés.

Après quelques semaines, la malade put cesser quelques jours le médicament, puis le reprendre lorsque la digestion redevenait laborieuse; elle arriva ainsi à une grossesse qu'elle traversa heureusement ainsi que l'allaitement de son enfant, sans plus avoir besoin du médicament.

OBSERVATION XVII

(Recueillie par M. le docteur Durand, médecin à Némours.)

Madame B... habitant la campagne, et occupée aux travaux des champs, vint me trouver, le 13 avril 1854, pour des vomissements survenus chez elle depuis trois mois, et qui étaient incessants pendant une demi-heure après chacun de ses repas. Cette femme était dans son septième mois de grossesse. Avant cette grossesse elle était toujours bien réglée, et n'avait jamais eu de vomissements ni de douleurs d'estomac, même pendant une première grossesse survenue il y a cinq ou six ans.

La malade prit un gramme de pepsine par jour, pendant trois jours, et, à partir du premier, elle cessa de vomir, et put atteindre, sans aucun nouvel accident du côté de l'estomac, le terme de sa grossesse.

OBSERVATION XVIII (1)

(Communiquée par M. le docteur A. Godart, memb. corresp. de l'Acad.)

Fièvre typhoïde; convalescence longue et entravée. — Jusqu'au soixante-dixième jour, récidive de la fièvre et gastrodynie, dès qu'on dé-

(1) Obs. VI, du *Mon. des Hôp.*

passe la dose de deux ou trois potages par jour, ces accidents se renouvelant à chaque tentative. — Usage de pepsine. — Dès le premier jour, deux côtelettes sont ajoutées au régime, puis l'alimentation est rapidement augmentée jusqu'à être normale. Vers le huitième jour de ce traitement, la dose de pepsine peut être diminuée de deux cuillerées à bouche à deux cuillerées à café, puis à une seule, puis elle est supprimée. Depuis son usage, disparition de la gastrodynie, de la fièvre et de tout symptôme morbide. — Guérison confirmée le quatre-vingt-quatrième jour, et le quatorzième de l'usage de la pepsine. — Auv... Fern..., âgé de onze ans et demi, fut pris, le 11 août 1854, des premiers symptômes d'une fièvre typhoïde caractérisée par le brisement des membres, la céphalalgie, la surdité légère, la bronchite, le gonflement de la rate, le gargouillement dans la fosse iliaque droite, la fièvre intense et les taches rosées lenticulaires, qui apparurent vers le huitième jour.

La céphalalgie fut prédominante les dix premiers jours, quoique l'obtusion des sens et de l'intelligence fût légère, ce qui nécessita plusieurs applications de sangsues derrière les oreilles. On met en outre en usage les purgatifs et la glace à l'intérieur.

Vers les premiers jours de septembre, la convalescence semblait s'établir. Un écart de régime ramena des douleurs abdominales, mais surtout une chaleur vive à la peau et une accélération considérable du pouls (110-115.) Cette fièvre ne put être amendée jusqu'au 20 septembre, ni par la médication ni par le régime sévère et la diète.

Le 20, à part quelques râles bronchiques, aucune altération matérielle ne rendait compte de cette fièvre, que la moindre augmentation dans la quantité des aliments (deux potages) exagérait aussitôt. Je ne pouvais attribuer ces phénomènes qu'à une habitude vicieuse du système circulatoire; c'est ce dernier que je voulus atteindre en prescrivant l'usage, matin et soir, de 10 gouttes d'un mélange de teinture de digitale et d'aconit, ce dernier pour un tiers.

Le 21, M. Andral fut appelé en consultation. Il constata l'état ci-dessus, craignit quelque début de phthisie pulmonaire latente, conseilla un vésicatoire sur la poitrine; mais le pouls ayant baissé de 10 pulsations par minute depuis l'usage de la teinture mixte, il conseilla la continuation de cette dernière, conjointement avec un régime sévère.

Le pouls baissa successivement de 8 à 10 pulsations par minute chaque jour suivant, et tomba ainsi à 50, la chaleur de la peau étant revenue normale.

A cette époque, de l'œdème s'étant montré aux paupières, à la face et au scrotum, la teinture fut supprimée.

2 octobre (cinquante-deuxième jour), je crus pouvoir enfin per-

mettre trois potages, et, le 4, un peu de poulet; mais aussitôt le pouls s'accéléra beaucoup, la peau redevint chaude, les digestions laborieuses.

Pendant les deux septenaires suivants, à chaque tentative pour dépasser les potages, ces accidents s'exaspérèrent de nouveau, malgré l'usage de l'eau de Vichy. Le malade, néanmoins, avait faim.

Le 20 (soixante-dixième jour), je prescrivis 1 gramme de pepsine. Dès ce premier jour, le malade mangea et digéra, sans la moindre difficulté, deux côtelettes de plus; le pouls resta ce qu'il était la veille et la chaleur ne revint point.

Pendant sept à huit jours, la même dose fut prescrite, et la quantité des aliments put être progressivement augmentée sans aucun trouble; puis, sans diminuer l'alimentation, on réduisit la dose de jour en jour, puis on supprima cette médication.

Tout symptôme morbide circulatoire, respiratoire ou digestif avait disparu; les forces étaient revenues ; le malade était en état de sortir au dehors; le 14 novembre, il était guéri.

OBSERVATION XIX

(Recueillie par M. le docteur Berthelot père.)

Madame J..., âgée de soixante ans, atteinte d'une goutte chronique, et, depuis dix à douze ans, d'une névrose gastrique avec une irruption par la bouche d'une énorme quantité de gaz, surtout dans la nuit après le repas du soir. Depuis quelques années, j'avais souvent combattu, avec avantage, ce développement de gaz, par l'usage de pilules composées avec du sous-nitrate de bismuth et de la poudre de charbon de bois blanc.

En mars 1854, ces irruptions de gaz par la bouche s'accompagnèrent de contractions spasmodiques excessivement douloureuses, dans la région épigastrique, avec vomissements de matières glaireuses, filantes, tantôt blanches, tantôt jaunâtres, souvent mêlées d'aliments, sous forme de bouillie. Les digestions ne se faisaient plus ou fort mal, il y avait dans le creux de l'estomac des douleurs très-vives, mais non permanentes. Au toucher, on reconnaissait, vers l'extrémité inférieure de la petite courbure de l'estomac, une tumeur assez dure, douloureuse, de deux pouces environ de diamètre.

Après une application de dix sangsues les douleurs épigastriques cessèrent presque complétement, des cataplasmes émollients furent continués sur la même région, ainsi qu'une diète très-sévère pendant huit à dix jours; alors les douleurs et les vomissements ayant complétement disparu (mais non la tumeur épigastrique), on accorda à la malade, sur ses instances réitérées, du bouillon très-léger, qui passa bien ; on augmenta successivement la nourriture jusqu'à lui faire prendre des potages, des épinards, des œufs frais, du poisson léger, puis enfin du blanc de poulet. Ce dernier aliment ne fut point supporté, il suscita de violentes douleurs épigastriques avec vomissements répétés et crampes très-douloureuses de l'estomac (les crampes et les douleurs cessèrent sous l'action d'un emplâtre d'extrait de datura stramonium).

Les mêmes moyens employés qu'à la première attaque furent complétement inutiles; aucune nourriture, même le bouillon de poulet, ne pouvait être tolérée; cette crise dura plus d'un mois, *la malade était tellement affaiblie qu'on regardait sa fin comme prochaine*, lorsqu'il me vint à la pensée d'essayer la pepsine afin de voir si elle ferait digérer la malade. Je lui en donnai d'abord 50 centigrammes, mêlés à trois ou quatre cuillerées de bouillon léger; il ne fut point vomi : dans la journée, on donna trois fois trois cuillerées de bouillon avec 50 centigrammes de pepsine chaque fois et il fut bien digéré. Les jours suivants, nous augmentâmes peu à peu le bouillon jusqu'à quatre demi verres chaque jour avec 50 centigrammes de pepsine par chaque demi verre. Il n'y eut plus de vomissements, alors nous donnâmes trois légers potages au tapioka par jour, avec un gramme de pepsine dans chaque. Nous augmentâmes successivement la nourriture en commençant (sans compter les potages qui furent toujours continués), par des œufs frais, des épinards, du poisson; puis du hachis de viande cuite, et après du poulet. Au bout de six semaines de ce régime, lorsque les forces de la malade étaient presque complètement réparées, une imprudence de régime ramena les douleurs d'estomac, les vomissements et les autres crises. Après trois ou quatre jours de régime sévère, de diète absolue, tout s'apaisa, et nous pûmes recommencer la nourriture avec la pepsine et les mêmes précautions que la première fois. Maintenant (fin d'octobre 1854), la malade mange de tout, boit de l'eau et du vin en mangeant, et elle ne prend plus qu'une dose de pepsine (1 gramme) à son repas du soir, et digère toujours bien ; elle cesse et reprend de temps en temps le médicament, plutôt par habitude que par nécessité.

OBSERVATION XX

Madame X..., cinquante-neuf ans, d'une constitution fort détériorée, à peau jaune-paille, a depuis longtemps des digestions très-difficiles et les signes rationnels d'un commencement de dégénérescence squirrheuse de l'estomac, sans tumeur perceptible.

Je la mets deux jours de suite à l'usage des *pilules avec la pepsine*. Elle digère *beaucoup plus facilement* une côtelette et du beefsteak. Le troisième jour, la malade, *qui n'aime pas à avaler des pilules*, et d'ailleurs fort capricieuse, renonce à l'emploi de ce moyen. Il résulte néanmoins de sa déclaration spontanée qu'elle avait éprouvé un bon effet du remède.

OBSERVATION XXI

(Recueillie par M. le docteur A. Godart, Obs. X du *Mon. des Hôp.*)

Mademoiselle Rose Benatre, quarante-six ans, domestique chez M. l'abbé L.... depuis six à huit mois, ne pouvait prendre d'aliments sans éprouver des douleurs plus ou moins vives dans la région épigastrique, puis un dérangement de corps qui la faisait aller quatre, cinq, six fois par jour à la garde-robe et quelquefois plus fréquemment encore.

J'avais combattu cette affection par des narcotiques, par des préparations astringentes, tannin, ratanhia, par des ferrugineux et par des prises de sous-nitrate de bismuth, ces différentes substances étant administrées, soit seules, soit combinées, sans obtenir que des améliorations passagères. Le mieux se soutenait quatre, cinq, huit, dix jours au plus, puis les accidents recommençaient si la malade tentait de revenir à une alimentation capable de la soutenir; elle ne pouvait manger *que quelques potages par jour*.

Mademoiselle B... était arrivée à un état de maigreur très-grande; ses traits profondément altérés, son teint mat et jaune, me faisaient craindre le développement de quelque affection organique que je n'avais pu cependant constater.

Le 20 décembre 1852, je prescris une cuillerée de pepsine liquide à prendre au commencement du déjeuner et du dîner, lesquels consistaient en un potage pour le déjeuner, et pour le dîner un potage, plus une aile de poulet ou une côtelette de mouton.

26 décembre. La malade n'a pris chaque fois qu'une demi-cuillerée, la digestion a été beaucoup meilleure que les jours précédents, mais cependant encore pénible ; la malade a eu deux ou trois garde-robes par jour.

Je prescris de prendre entières les doses que j'ai conseillées.

Jusqu'au 4 janvier, la malade suit exactement la prescription.

Les digestions se font bien, sans douleur, sans gêne aucune à l'épigastre; elle a chaque jour une ou deux garde-robes de bonne nature; mais ce jour, 4 janvier 1853, elle se croit guérie, ne prend pas de son médicament, et après le potage du matin elle est prise de malaise épigastrique et de diarrhée ; la malade reprend la cuillerée prescrite et les accidents cessent.

Jusqu'au 22, l'usage en est continué : les digestions vont bien ; la malade reprend des forces, a bonne figure ; elle se croit définitivement guérie ; elle a pu reprendre son service habituel, elle cesse l'emploi des cuillerées pepsiques. Pendant huit jours, à quelques malaises près, mais qui lui paraissent bien insignifiants, elle va bien, ses digestions se font sans douleurs, sans gêne épigastrique, il n'y a pas de dérangement de corps.

Le 1er février, elle éprouve quelques légères douleurs abdominales pendant la nuit du gargouillement ; le matin elle va mieux, la journée est assez bonne ; mais toutes les nuits suivantes, les mêmes douleurs, les mêmes accidents reparaissent, augmentent, s'accompagnent d'une légère chaleur fébrile.

Le 7 février, après une nuit pénible, la malade est prise le matin d'un nouveau dérangement de corps, elle va trois fois à la garde-robe ; un peu d'amélioration se manifeste pendant la journée.

La nuit du 7 au 8 fut encore plus pénible ; le matin, nouveau dérangement de corps plus abondant. Je suis appelé près de la malade.

Je prescris la reprise immédiate des cuillerées pepsiques, et 40 centigrammes de sulfate de quinine pour combattre l'intermittence.

9 février, la malade a passé une bonne nuit, elle a bien digéré les potages qu'elle a pris ; je prescris 20 centigrammes de sulfate de quinine et la continuation des cuillerées avant chaque repas.

Le 10, la malade va bien ; 10 centigrammes de sulfate de quinine.

Le 11, la malade est revenue à son état de bien antérieur ; la cuillerée est continuée à dose entière pendant quatre jours, puis à doses décroissantes jusqu'au 20 février, où elle cesse d'en faire usage.

Aujourd'hui, 1er février 1854, mademoiselle B... continue à se bien porter, et depuis un an elle n'a pas été arrêtée un seul jour par une indisposition tant soit peu sérieuse.

DEUXIÈME PARTIE

DE LA **DIASTASE**, DE SON EXTRACTION, DE SON EMPLOI ET DE L'AVANTAGE QUE L'ON PEUT RETIRER EN MÉDECINE, DE LA RÉUNION DE LA **Pepsine** A LA **Diastase**.

La diastase existe dans un grand nombre de végétaux. On l'extrait en traitant l'orge germée ou malt par de l'eau à 50 degrés. **La diastase** est dissoute, ainsi qu'une matière azotée. On porte la liqueur à 75° pour coaguler les matières albumineuses, on précipite par l'alcool, on redissout le précipité par l'eau, et on précipite de nouveau par l'alcool.

Ainsi obtenue, **la diastase** peut être administrée avec toute sécurité, car elle est parfaitement pure, et les médecins qui ont été appelés à constater son effet sur les secondes digestions, ont tous été unanimes pour reconnaître : qu'elle était aux aliments amylacés ou féculents, ce que la pepsine était aux aliments azotés, et qu'elle devait être employée, dans tous les cas, où la pepsine avait échoué. (Docteur Roux.)

Plusieurs autres médecins recommandables ont constaté après le docteur Roux, que toujours dans les secondes digestions la pepsine était sans action, tandis qu'ils obtenaient d'excellents résultats de l'emploi de **la diastase**. Mais comme bien souvent il était assez difficile, de prime abord, de juger auquel des ferments digestifs on devait avoir recours, il s'en suivait que souvent on administrait la pepsine là ou **la diastase** aurait dû l'être. C'est alors que je pensais qu'en les réunissant dans un même excipient, je composerais un médicament complet, qui devait réussir dans les deux cas. Je fis donc un vin et un sirop à base de **pepsine** et de **diastase**, *que je soumis à l'Académie impériale de médecine, qui, dans sa séance du* 29 *mars* 1864, *constata, par un rapport spécial : qu'il n'y avait aucune incompatibilité chimique entre les deux substances, et que leur association pouvait rendre de grands services à la thérapeutique.*

Depuis plusieurs années les médecins ont pu apprécier la valeur de la pepsine dans certains cas de dyspepsie et en particulier dans la lienterie des jeunes enfants. Le ferment des aliments plastiques, la pepsine, agit dans tous les cas où certains troubles digestifs tiennent à ce que le suc gastrique est en trop petite quantité ou trop peu actif.

Comme la pepsine n'agit que sur les aliments protéiques, tandis que les désordres digestifs ont très-souvent pour cause un défaut de digestion des aliments féculents, dont l'abondance dans l'alimentation est considérable, il fallait associer à la pepsine le second ferment digestif, c'est-à-dire le malt qui renferme la *diastase*, de manière à former un composé qui pût réagir sur l'aliment complet.

Des recherches, récemment faites sur les phénomènes de la digestion, ont démontré qu'un nouveau ferment digestif était sécrété par le pancréas : le suc pancréatique fourni par cette glande renferme un ferment spécial nommé *pancréatine*, qui serait l'agent d'une digestion supplémentaire qui se fait dans l'intestin et dans laquelle les matières protéiques qui ont échappé à l'action de la pepsine sont modifiées et transformées en peptone, comme l'aurait fait la pepsine elle-même ; en même temps les matières grasses sont modifiées, émulsionnées, rendues absorbables par le suc pancréatique lui-même.

De même que, dans certaines maladies, il y a défaut de sécrétion salivaire et par conséquent de **diastase** destinée à modifier les fécules et à les transformer en glycose ; de même, il peut y avoir insuffisance de sécrétion gastrique, et par conséquent digestion incomplète des albuminoïdes. Il est donc rationnel d'associer la **diastase** à la **pepsine**.

Au premier abord il paraîtrait tout aussi naturel d'associer aux deux ferments digestifs précédents le troisième, c'est-à-dire la *pancréatine* qui, elle aussi, peut manquer ou être insuffisante, et préparer ainsi des médicaments *bi-pepsiques;* mais l'expérience a démontré que la *pepsine* et la *pancréatine* n'agissaient que lorsqu'elles étaient séparées, et que, lorsqu'on les associait dans un même médicament, elles se détruisaient mutuellement.

On ne nous reprochera donc pas de ne pas avoir associé les trois ferments digestifs, *diastase*, *pepsine* et *pancréatine;* nous savions qu'une pareille association était physiologiquement et thérapeutiquement irrationnelle.

Nos deux produits (**vin et sirop**) offrent donc tout à la fois un moyen certain de faciliter les digestions laborieuses ou incomplètes, de calmer les douleurs gastralgiques, de régulariser la nutrition et de réparer les forces en amenant une assimilation parfaite.

Il ne m'appartient pas d'énumérer les diverses maladies dans lesquelles ces deux préparations pourront convenir; je me contenterai de faire connaître aux médecins leur composition et leurs effets physiologiques, persuadé qu'ils trouveront des occasions fréquentes d'en faire d'utiles applications.

Le sirop digestif de Chassaing, convient aux personnes faibles et délicates, aux enfants, aux femmes dont l'état chloro-anémique dépend souvent d'une digestion imparfaite des aliments ayant produit l'appauvrissement du sang, et dans tous les cas où les préparations mangano-ferrugineuses ne peuvent encore être appliquées; c'est alors un excellent médicament de transition. Il est enfin spécialement utile dans les cas où aux désordres digestifs se lient des affections des voies respiratoires, telles que bronchites, coqueluches.

Le vin digestif de Chassaing, qui renferme les mêmes éléments actifs dans des proportions égales est surtout précieux pour les dyspeptiques et les gastralgiques; il doit même, dans ces derniers cas, être préféré au sirop.

Il est deux points sur lesquels je dois, monsieur le Docteur, appeler votre attention : le premier, c'est que la *pepsine* mal préparée étant parfaitement inerte, toutes mes préparations sont faites avec la *pepsine physiologiquement titrée;* c'est-à-dire qu'un gramme de pepsine amylacée renferme une proportion de ferment capable de dissoudre six grammes *de fibrines de veau* lorsqu'on la mélange avec vingt-cinq grammes d'eau et qu'on maintient le tout pendant quelque temps à une température de 40° centigrades. (*Méthode du docteur Corvisart.*)

En second lieu, mon *vin digestif* **à la diastase et à la pepsine** ne renfermant que 12 à 15 pour 100 d'alcool, ne modifie pas les ferments, et de plus il est parfaitement supporté dans bien des maladies de l'estomac et des intestins dans lesquelles de plus fortes proportions d'alcool pourraient déterminer de vives douleurs ; comme cela arrive souvent avec certains élixirs composés presque exclusivement d'alcool ; j'ajouterai que le vin sucré de Malaga, qui forme la base de ma préparation, est déjà par lui-même un excellent tonique.

MODE D'EMPLOI DU SIROP.

Le sirop de Chassaing, s'administre de la manière suivante :

Deux cuillerées à bouche immédiatement après le repas ; une troisième cuillerée une heure plus tard.

Pour les enfants on donne moitié dose.

MODE D'EMPLOI DU VIN.

Le vin digestif de Chassaing se prend à la dose de un à deux verres à liqueur, immédiatement après le principal repas.

CHASSAING,
PHARMACIEN.

Il me reste maintenant à citer l'opinion de quelques journaux sur les préparations (**vin et sirop de Chassaing**) que j'ai eu l'honneur de soumettre à l'Académie de médecine ; et d'y ajouter quelques observations pratiques faites par plusieurs médecins recommandables, en se servant *exclusivement* de mon vin ou de mon sirop digestifs.

Dans le *Courrier médical* du 18 février 1865, le docteur Régnier s'exprime ainsi :

DU SIROP ET DU VIN DIGESTIFS AU MALT (DIASTASE) ET A LA PEPSINE.

Quoique introduite dans la thérapeutique depuis quelques années à peine, la **pepsine** n'en est pas moins regardée aujourd'hui comme un des médicaments les plus efficaces contre certaines affections de l'estomac. Mais la **pepsine** n'agissant que sur les aliments protéiques et non sur les fécules, qui entrent cependant dans l'alimentation en proportion considérable, M. Chassaing a eu l'heureuse idée de lui associer le second ferment digestif, c'est-à-dire le **malt ou diastase** De l'association de ces deux substances, il en résulte un composé qui, portant son action sur l'aliment complet, combat avec succès tous ces états pathologiques, qui reconnaissent pour cause, soit une trop petite quantité de suc gastrique, soit un défaut de digestion des aliments féculents.

L'expérience a démontré combien étaient justes les données sur lesquelles M. Chassaing s'est appuyé dans la préparation du médicament dont nous parlons, et déjà nous avons constaté plusieurs fois avec qu'elle promptitude **le vin et le sirop digestifs** régularisent la nutrition; en amenant une assimilation plus parfaite, ils réparent les forces et calment les douleurs gastralgiques.

Ces résultats étaient, du reste, prévus et donnent raison à l'appréciation qu'en a faite l'Académie de médecine, pourtant si sévère quand il s'agit de remèdes nouveaux. L'illustre compagnie déclarait, il y a quelques mois, qu'il n'y avait aucune incompatibilité chimique entre **le malt et la pepsine,** et que l'association de ces deux ferments digestifs était appelée à rendre des services à la thérapeutique.

A ces divers titres, nous ne saurions trop recommander **le vin et le sirop digestifs de M. Chassaing** à l'attention de nos confrères.

Docteur RÉGNIER.

Dans l'*Abeille médicale* du 21 novembre 1864, on lit à l'article *Pharmacologie* :

PHARMACOLOGIE.

SUR LE SIROP DIGESTIF AU MALT (DIASTASE) ET A LA PEPSINE.

Le nombre des préparations pharmaceutiques qui sont présentées chaque année à l'Académie de médecine est très-considérable; mais combien est petit celui des approbations de la savante compagnie, si désirées des inventeurs. Si ceux-ci voulaient bien assister à la lecture des rapports que MM. H. Roger et Boudet sont chargés de faire sur ce genre de travaux, dont l'inutilité le dispute au ridicule et à l'extravagance, ils se décideraient peut-être à épargner à ces savants rapporteurs une besogne aussi ingrate et pénible que celle qui consiste à dire presque invariablement : « Rien de nouveau, rien d'utile dans le remède prétendu nouveau de M. X ou Z. »

Cependant il n'en est pas toujours ainsi ; l'Académie qui, peut-être, se montre un peu trop sévère habituellement, arrête quelquefois son attention sur certaines préparations, et lorsque cela a lieu, on peut être assuré que la chose en vaut la peine.

Par exemple, à l'occasion d'une formule d'un **sirop** et d'un **vin digestifs au malt (diastase) et à la pepsine** que lui a présenté M. Chassaing, pharmacien, elle a constaté, dans un rapport à la date du 29 mars 1864, qu'il n'y avait aucune incompatibilité chimique entre ces deux substances, et elle a exprimé cette pensée que l'association de ces *deux ferments digestifs pouvait rendre de grands services à la thérapeutique.*

En effet, comme la **pepsine** n'agit que sur les aliments protéiques, tandis que les désordres digestifs ont très-souvent pour cause un défaut de digestion des aliments féculents, dont l'abondance dans l'alimentation est considérable, il y avait à associer à la **pepsine** le second ferment digestif, c'est-à-dire **le malt ou diastase**, de manière à former un composé qui pût réagir sur l'aliment complet, et c'est ce qu'a fait avec succès M. Chassaing.

Il s'agit donc tout à la fois d'un moyen de faciliter les digestions difficiles ou incomplètes, de calmer les douleurs gastralgiques, de régulariser la nutrition et de réparer les forces en amenant une assimilation plus parfaite. L'expérience a appris que **le sirop ou le vin digestifs au malt et à la pepsine** peuvent rendre des services incontestables dans tous les cas où les préparations mangano-ferrugineuses ne peuvent être employées.

Docteur BOSSU.

*

Maintenant, pour terminer, nous nous appuyerons de l'autorité du docteur Salmon qui, rendant compte dans la *Gazette des Hôpitaux* du 20 avril 1865, des préparations à base de **diastase** et **pepsine**, dans le traitement des maladies de l'estomac, disait :

On sait que dans l'acte de la digestion les aliments sont décomposés par les liquides digestifs, qui agissent sur eux soit par voie de dissolution, soit par voie de réaction chimique. Les deux principaux de ces liquides sont la salive et le suc gastrique. Le premier contient une substance azotée, appelée ptyaline par Berzélius et **diastase** par M. Mialhe ; le second renferme une matière organique, la pepsine, découverte par Schwan. L'une et l'autre agissent à la manière des ferments, c'est-à-dire par une action de contact ou de dyalise, mais avec cette différence que, tandis que la salive rend solubles les aliments féculents en les transformant en dextrine, puis en glucose, comme le fait **la diastase** végétale **ou malt** extraite de l'orge germée et employée dans la fabrication de la bière, la **pepsine** n'opère que sur les substances albuminoïdes.

Le défaut ou l'insuffisance de l'un de ces deux ferments doit nécessairement amener des troubles dans les fonctions digestives, troubles qui sont très-fréquemment le point de départ de certaines affections de l'estomac.

Depuis plusieurs années, la **pepsine** est employée contre ces divers états pathologiques avec des résultats qui n'ont pas toujours été couronnés de succès. Il ne pouvait en être autrement, la pepsine n'exerçant, comme nous venons de le dire, son action que sur l'albumine. Pour en faire un *suc digestif stomacal complet*, il aurait donc fallu lui adjoindre **le malt** ou **diastase**. Un pharmacien distingué, M. Chassaing, vient de mettre cette heureuse idée à exécution, et dans l'une de ses dernières séances l'Académie de médecine a déclarée qu'il n'y avait dans cette association aucune incompatibilité chimique.

Nous avons déjà fait l'essai sur un certain nombre de malades du **sirop et du vin digestifs de M. Chassaing**, et nous sommes heureux de constater combien ils ont été efficaces. Après avoir été administrés pendant quelques jours, les digestions se sont régularisées et l'assimilation est devenue parfaite. Ces nouveaux médicaments rendront très-certainement de grands services à la thérapeutique, et à ce titre nous les recommandons à nos confrères.

Docteur SALMON.

Observation faite avec le vin digestif de CHASSAING

OBSERVATION I

Madame de R..., atteinte de dyspepsie liée à un état anémique profond, par suite de peines morales et de l'allaitement d'une petite fille, avait essayé l'emploi des préparations ferrugineuses les plus variées, sans pouvoir en supporter aucune. Les accidents dyspeptiques augmentaient et se compliquaient d'une constipation opiniâtre. J'ai dû, en conséquence, renoncer à ce genre de médication. J'administrai alors le **vin digestif de Chassaing à la pepsine et au malt** à la dose d'un verre à liqueur après chaque repas. Son action a été des plus heureuses et des plus rapides, car dès le second jour les digestions étaient meilleures, les garde-robes plus faciles; et aujourd'hui l'estomac est des plus heureusement modifié.

Docteur CAMPARAN,
médecin de l'hôpital de St-Gaudens.

1er décembre 1866.

OBSERVATION II

Mademoiselle B..., d'une constitution nerveuse, et très-délabrée par l'exercice d'une profession pénible (elle est institutrice), âgée de 65 ans, était souffrante depuis longtemps d'une inflammation générale du tube digestif, avec ballonnement constant du ventre; les digestions étaient pénibles et longues et les insomnies complètes.

Je donnai d'abord le **vin digestif de Chassaing** avec ménagement : une cuillerée à bouche le soir après le repas; puis plus tard une le matin après le déjeuner; comme il y avait une grande susceptibilité de tous les organes et délabrement profond de toute l'économie, je ne pouvais espérer qu'une amélioration, c'est ce qui est arrivé d'une manière un peu lente, il est vrai, mais enfin je suis parvenu à régulariser les digestions et à ramener quelques heures de sommeil.

Docteur CAMPARAN.

15 janvier 1867.

OBSERVATION III

Madame M..., âgée de 28 ans, ayant eu un enfant. Gastralgie chronique, chloro-anémie profonde, d'un tempérament nerveux, exagéré par les fatigues de la grossesse et de l'accouchement, qui ont amené la chloro-anémie, a suivi jusqu'à ce jour tous les traitements connus, sans succès aucun. Les douleurs d'estomac sont permanentes, l'appétit nul, l'anxiété profonde.

Le vin digestif de Chassaing, administré à la dose d'un verre à liqueur après le repas, n'a pu être supporté; plusieurs tentatives renouvelées à quelques jours d'intervalle, ont dû être abandonnées. J'ai alors essayé **le sirop digestif de Chassaing**, qui a parfaitement réussi : la seconde dose a produit déjà une amélioration qui ne s'est pas démentie et qui, au contraire, n'a fait qu'augmenter. J'ai la conviction que, d'ici à peu, cette malade aura entièrement recouvré la santé, en continuant l'usage du **sirop de Chassaing**.

Docteur CAMPARAN.

OBSERVATION IV

(Faite par M. le docteur Vitrac, chirurgien en chef de l'hôpital de Libourne.)

« Depuis plusieurs années déjà je m'étais admirablement bien » trouvé de l'emploi de la **pepsine** dans une foule d'affections gas-

» triques : dans les vomissements incohercibles des femmes enceintes, » dans les vomissements nerveux et habituels, et chez les individus » dont l'estomac, malgré toutes les médications, se révoltait contre » la présence des aliments. Mais où j'ai eu le plus à me louer » de l'usage de la **pepsine**, c'est dans les mauvaises convalescences » de la fièvre typhoïde, de la dyssenterie épidémique et le choléra » infantilé ; affections si fréquentes et si meurtrières dans le » midi de la France. Je dois ajouter que, chez la plupart des en- » fants, je trouvais une résistance opiniâtre à leur faire prendre la » **pepsine** en poudre, et que, sous cette forme, son administration était » sinon impossible, au moins très-difficile. Depuis que j'emploie **le vin** » **digestif de Chassaing, à base de malt (diastase) et** » **et de pepsine**, les enfants comme les grandes personnes le pren- » nent sans hésitation, je puis dire même avec plaisir. J'ai donc pu fa- » cilement en propager l'usage, et je puis assurer qu'un grand nombre » d'enfants traités par cette nouvelle préparation, ont été guéris d'affec- » tions que je regardais presque comme incurables, par ce seul fait » que **les deux ferments digestifs** qui font la base du **vin** » **de Chassaing** ont amené dans les fonctions digestives une tolé- » rance jusqu'à ce jour très-difficile à obtenir par tout autre traite- » ment.

» Signé Dr VITRAC,

» Chirurgien en chef de l'hôpital de Libourne. »

5 novembre 1866.

FIN

POISSY. — IMP. DE. A. BOURET.

FAC-SIMILE DE LA BOUTEILLEDE VIN DE CHASSAING

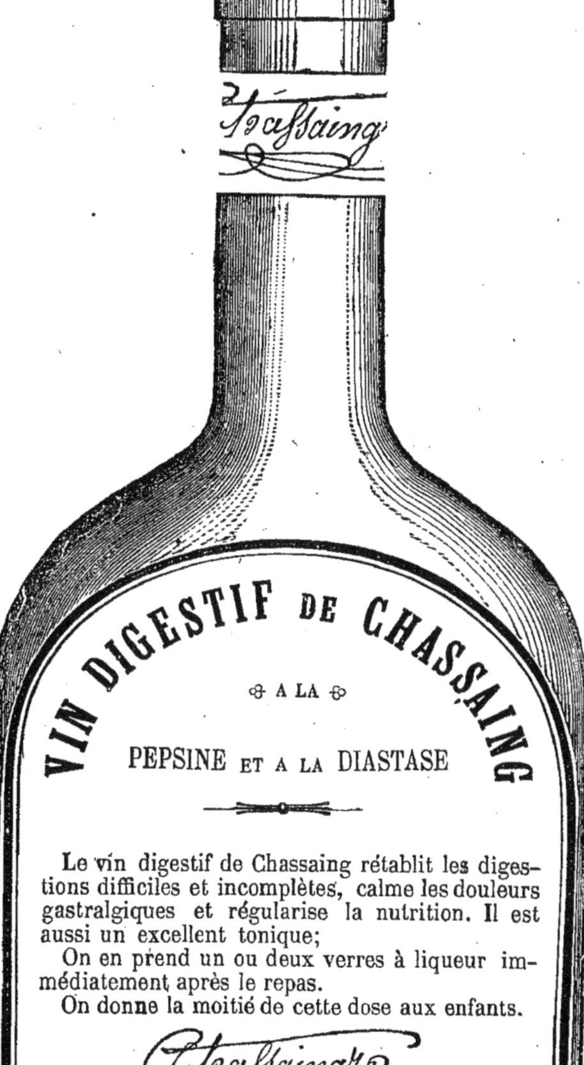

Le **vin** et le **sirop digestifs de Chassaing**, se trouvent dans toutes les Pharmacies, et notamment à PARIS, chez :

MM. CHAUMELLE, rue Réaumur, 3.
GRIGNON, rue Duphot, 2.
MARINIER, Faubourg Montmartre, 76.
SOMMÉ, rue Nolet, à Batignolles, 1.
PLANCHE, rue Lafayette, 96.
GAROT, rue Caumartin, 45.
AUCLAIR, rue du Havre, 1.
LEROY, rue Neuve-St-Augustin, 45.
LABELONYE, rue d'Aboukir, 19.
SAVOYE, Boulevard Poissonnière, 4.
LEMAY (Pharmacie Béranger), Grande rue des Batignolles, 56.
GENDRON, Boulevard Beaumarchais, 67.
GUYOT DE GRANDMAISON, place Gozlin, 1.

POUR LES VENTES EN GROS ET EXPÉDITIONS, S'ADRESSER A

MM. CHASSAING, GUÉNON ET Ce

2, AVENUE VICTORIA, PLACE DE L'HOTEL DE VILLE

PARIS

POISSY. — TYP. ET STÉR. DE A. BOURET

www.ingramcontent.com/pod-product-compliance
Ingram Content Group UK Ltd.
Pitfield, Milton Keynes, MK11 3LW, UK
UKHW022002260726
13994UKWH00004B/1907